NOUVEAU FORCEPS

ASYMÉTRIQUE

PAR

LE DOCTEUR ROGER

Membre correspondant de la Société Médico-Chirurgicale de Liége, de la Société Havraise d'Études Diverses, Médecin de l'Asile des Vieillards, etc.

L'observation et l'expérience
sont les routes les plus sûres
du progrès en Médecine.

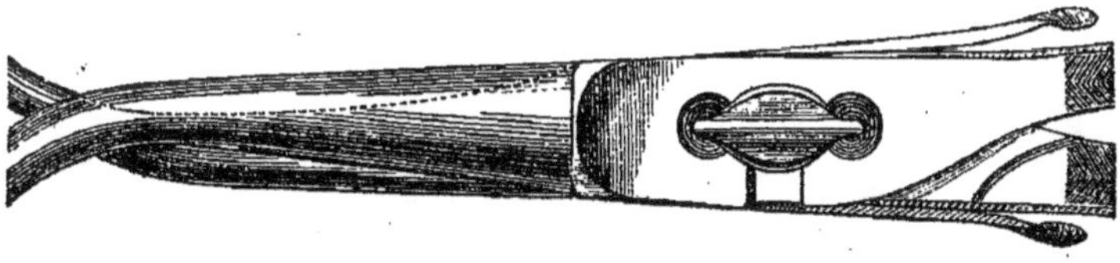

PARIS

OCTAVE DOIN

Libraire-Éditeur

Place de l'École-de-Médecine, 2, Rue Antoine-Dubois.

NOUVEAU FORCEPS

ASYMÉTRIQUE

PAR

LE DOCTEUR ROGER

Membre correspondant de la Société Médico-Chirurgicale de Liége, de la Société Havraise d'Études Diverses, Médecin de l'Asile des Vieillards, etc.

L'observation et l'expérience
sont les routes les plus sûres
du progrès en Médecine.

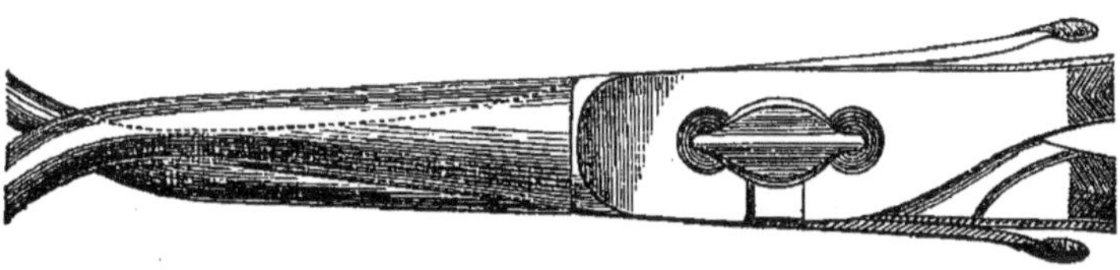

PARIS
OCTAVE DOIN
Libraire-Éditeur
Place de l'École-de-Médecine, 2, Rue Antoine-Dubois.

INDEX BIBLIOGRAPHIQUE

Sont inscrits seulement les ouvrages propres à consulter pour le présent mémoire :

MULDER. — *Historia litteraria et critica forcipum.* 1794. (Ouvrage avec nombreuses planches et fort intéressant).

RIST. — *Thèse de Strasbourg.* 1818.

MOREAU. — *Traité pratique des Accouchements.* 1841. p. 271, 2me volume.

SONNTAG — *Thèse de Strasbourg.* 1853.

MARTIN LE JEUNE. — *Mémoires de Médecine et de Chirurgie pratiques.* — Paris. 1835. in-8°.

KILIAN. — *Armamentarium Lucinæ novum* (très-curieux). — Bonn. 1856. (Atlas). — Plus les *Traités classiques* de Cazeaux, Chailly, etc., etc.

Système nouveau et complet de l'Art des Accouchements, traduit du docteur anglais Burton, par le docteur Lemoine, régent de la Faculté de Paris, etc. 1771. p. 576, T. I.

MONTFORT. — *Étude sur les déchirures de la Vulve et du Périnée.* — Paris. 1869. (Delahaye).

DUGÈS. — *Mémoire sur un nouveau Forceps à cuillers tournantes.* — Paris. 1833. (Baillière).

Bulletin de l'Académie de Médecine de Bruxelles. Nov. 1869.

HAMON. — *Traité pratique du Rétroceps.*

Nouveau Dictionnaire de Médecine et de Chirurgie pratiques de Jaccoud. T. 15, (art. forceps).

AVANT-PROPOS

Le Forceps a été déjà remanié tant de fois que l'on peut être étonné en entendant proposer un nouveau Forceps. Mais je puis, dès le début, rassurer mes lecteurs en leur affirmant que je suis, par principe et par conviction, assez ami de la tradition et des préceptes classiques, pour ne pas craindre un peu les aventures des nouveautés radicales : *Timeo danaos et dona ferentes*. Dans les sciences, les améliorations qui restent sont celles qui ont brillé par leur simplicité et leur *usualité*.

Voyons combien de modifications apportées au forceps depuis 1672 ? 130 environ ! Et de ces modifications combien ont résisté à l'épreuve du temps ! Celles qui ont laissé au forceps sa forme primitive avec branches et cuillers ; celles qui, tout en étant d'une utilité capitale, telle la nouvelle courbure, n'ont que peu changé la forme primitive de l'instrument.

Le mérite du novateur est de rendre simple les modifications qu'il propose, pour donner à tous, avec le nouvel instrument, une sûreté et une facilité d'action qui ne demanderont ni *connaissances spéciales* acquises, ni *une habileté* qui pourrait n'être que le propre d'un petit nombre.

Imbu de ces idées, je me permets d'apporter au forceps classique quelques modifications qui feront de cet instrument un forceps nouveau, puisqu'il n'a pas son analogue. Mais je me défends du mot *nouveau* s'il voulait impliquer un changement, *soit dans son action, soit dans ses méthodes d'application*. Améliorer, mais non changer, tel est ici mon but principal.

Ce travail a été soumis à l'examen de la Société Médico-chirurgicale, de Liége, qui en a fait paraître une assez grande partie dans ses annales pour le mois de Janvier 1875. Plus récemment encore, communication en a été faite par son auteur à la Sorbonne, lors de la réunion des délégués des Sociétés savantes de Province. S'il a soulevé quelques critiques que nous releverons et discuterons dans le cours de ce travail, il a paru présenter des modifications utiles et qui, sans compliquer le jeu normal de l'instrument, étendent son champ d'action.

Il n'y a pas très longtemps que j'ai définitivement en mains l'instrument que je propose. Je n'ai eu l'occasion de l'employer que deux fois ; j'en relaterai les deux observations à la fin de ce travail.

Je ferai remarquer un léger vice de construction sur l'instrument type qui a servi de modèle pour les gravures.

Les tiges-ressort A B sont dans leur partie inférieure beaucoup trop saillantes. Il en résulte que si l'on venait à prendre le forceps à pleine main en cet endroit, on pourrait, en comprimant ces tiges, rendre folles les cuillers, ce qui présenterait de fâcheux résultats. C'est un défaut tout mécanique qui sera corrigé très aisément sur les autres forceps.

L'instrument que je propose a été construit, ainsi que ceux qui ont dû être faits avant comme essai, par M. Monlon, ancien chef d'atelier de la maison Mathieu, de Paris, et récemment installé dans notre ville. On trouvera chez lui, 9, rue de la Mailleraye, au prix de 50 francs, l'instrument proposé; et chez M. Mariaux, fabricant d'instruments de chirurgie, rue de l'Ancienne-Comédie, Paris.

PREMIÈRE PARTIE.

Sur le nombre assez considérable d'accouchements que j'ai déjà faits, bien que je ne me sois pas trouvé en présence de graves cas de dystocie, le travail n'a pas toujours marché avec sa régularité physiologique. J'ai donc eu l'occasion de mettre en œuvre le précieux instrument des Chamberlen, auquel tant d'êtres doivent le jour, et de me faire de lui une opinion personnelle.

Si, parcourant le cadre nosologique, il est impossible de trouver une maladie dont le médecin puisse à son gré poser les limites, il est loin d'en être ainsi dans l'art de Lucine. Les faits qui demandent l'action ont ici des règles qui doivent être suivies, et l'impéritie ou la lenteur peuvent amener des résultats doublement fatals, puisque deux existences sont en jeu. Ces règles ne sont sans doute pas comprises, conseillées ou pratiquées par tous de la même manière, mais chaque accoucheur doit être pénétré de leur synthèse pour savoir agir au moment voulu.

Depuis 1672, où l'idée du forceps commença à germer dans l'esprit de divers accoucheurs, quel qu'ait été chez ces derniers le point de départ de l'idée première, le forceps a subi jusqu'à nos jours *au moins* 130 modifications. Sonntag, jusqu'en 1818, en donne 88; Rist, jusqu'en 1853, 28; je reste donc avec le chiffre sus-énoncé dans une donnée minimum et que, du reste, m'ont fourni divers auteurs.

D'où peut donc venir ce luxe inouï de modifications pour un seul instrument; alors surtout que ces règles d'application sont loin, grâces à Dieu, de subir de tels changements?

C'est que si, à peu d'exceptions près, les accoucheurs ont tous été d'accord pour les indications générales de l'emploi du forceps, beaucoup de ceux qui l'ont manié, et qui, esprits plus rigoureux, ont voulu agir, *tuto et cito*, beaucoup, dis-je, ont senti que cet instrument, qui devait être appliqué toujours ou à peu près de la même façon, présentait, eu égard à sa forme, des imperfections qui en rendaient le maniement difficile ou dangereux.

Certainement on serait tenté de regretter ces variétés si nombreuses, et surtout quand on voit combien d'accoucheurs se sont plu à décorer du nom de *nouveau forceps* un instrument qui ne différait des précédents que par des modifications trop insignifiantes. Il y a eu là, vraiment, un abus. Néanmoins, on ne saurait nier que c'est grâce à ces recherches multipliées que nous avons obtenu un instrument qui, s'il est passible encore, comme nous espérons le démontrer, d'heureuses modifications, restera, vu ses réels services, une des gloires de l'esprit humain.

DEUXIÈME PARTIE

Les modifications proposées pour le forceps sont au nombre de deux :

1° L'entrecroisement des branches pour la partie comprise entre le pivot et la base des cuillers. Cette idée, qui nous est personnelle, a pour résultat :

a. — De pouvoir rendre le forceps asymétrique, en faisant pivoter, par un mécanisme que nous exposerons plus loin, les cuillers au-dessus de l'articulation. L'asymétrie est le but capital du rétroceps. Carof (de Brest) a mis à exécution cette asymétrie sur le forceps ordinaire. Nous y sommes également parvenu ; mais nous proposons un mode d'articulation beaucoup plus simple, et suffisant quant à la rotation des cuillers.

b. — D'éviter par la nouvelle forme de l'instrument les tiraillements vulvaires que détermine toujours le forceps ordinaire, les douleurs qui en résultent, et de rendre plus rares les lésions du périnée, du fait du forceps.

2° Le jeu possible d'élévation ou d'abaissement des branches dans l'étendue de 12 millimètres environ par les trois trous dans la branche à mortaise. Cette dernière modification est d'un ordre plus secondaire. Dans quelques cas elle pourrait être une ressource, et comme elle ne complique pas le jeu de l'instrument, nous croyons bon de la proposer..

Ritgen, en 1825, cité par Sonntag, arrive par un système spécial d'articulation, dont malheureusement je n'ai pu trouver nulle part ni dessin, ni description « *à placer les cuillers à un niveau inégal.* » Très peu d'auteurs se sont occupés de cette question ; j'avais déjà cherché à la résoudre avant d'avoir lu la thèse de Sonntag qui, comme on le voit, dit fort peu de choses. Cette possibilité de faire glisser dans l'étendue de un centimètre à un centimètre et demi les cuillers, peut dans quelques cas faciliter l'articulation.

J'ai, dans ce but, fait percer de trois trous la branche à mortaise. Les deux branches peuvent ainsi glisser l'une sur l'autre dans une étendue de douze millimètres environ. Le pivot se dévisse entièrement. On le met en place lorsque les branches sont superposées, et à l'échancrure qui correspond au trou de la branche à pivot.

Nous désirons, pour ne point revenir à cette modification, citer les lignes suivantes de Chailly : il s'agit d'un cas rare et difficile — l'application au détroit supérieur — « Enfin la tête une fois prise » — et préalablement l'asymétrie pourra être utilisée pour rendre l'application plus facile — « les » deux manches saisis avec la main qui leur cor- » respond, seront rapprochés de façon que la mor- » taise soit sur le pivot. Si ces deux moyens d'arti- » culation ne se correspondent pas exactement, » on imprime aux manches un effort en sens inver- » se, *puis on les lie fortement avec une serviette.* »

Ce serait-là un procédé fort défectueux, lorsque l'on a des tractions fortes et soutenues, comme il conviendrait ici. Avec le jeu d'élévation ou d'abaissement de nos branches, il sera bien rare qu'on ne puisse pas articuler ; voilà donc un cas où cette ressource sera sérieusement utile.

Aussi sommes-nous loin de partager la critique de ceux qui l'ont déclarée compliquée et inutile. Nous ne cesserons de répéter que les modifications proposées ne changent rien au maniement habituel du forceps. A l'état normal, il s'emploie comme tous les autres ; seulement il offre un champ d'action plus étendu et une ressource dans les cas difficiles.

Nous allons maintenant étudier la première de ces modifications et les résultats qu'elles peuvent amener.

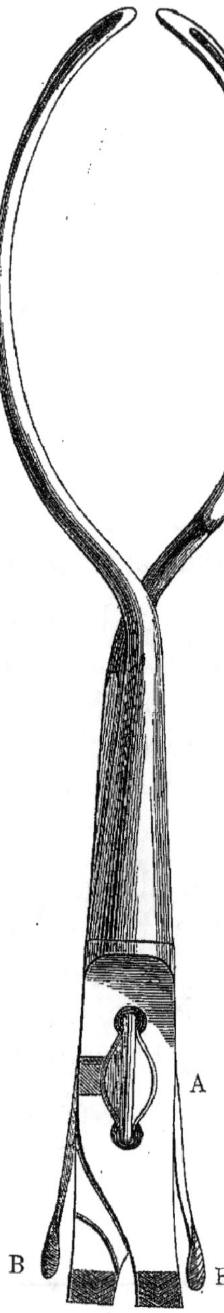

Fig. 1.

Entrecroisement des Branches. — Après de nombreuses lectures, après l'examen du très curieux atlas de Kilian, je n'ai vu nulle part trace de la modification proposée.

Lorsque le forceps ordinaire est au repos, la partie comprise entre le pivot et la base des cuillers représente un V. J'ai modifié totalement cette partie et l'ai réduite à une ligne droite ; j'ai fait couder légèrement les branches à la base des cuillers. (1) Ainsi, lorsque le forceps est fermé, elles reposent l'une sur l'autre, et même *s'entrecroisent*, pour que la tête saisie, le forceps ouvert, cette partie soit à peu près complètement rectiligne.

(1) La nouvelle forme de l'instrument fait que, vu de face, les fenêtres des cuillers disparaissent totalement. Néanmoins, sauf leur forme ovoïde, les cuillers ont la même forme que dans le forceps ordinaire. L'ouverture antérieure, c'est-à-dire la distance qui sépare les branches antérieures des cuillers, est de 65 millimètres; et l'ouverture postérieure, soit la distance qui sépare les branches postérieures qui limitent en arrière les fenêtres, est de 75 millimèt[s].

Nous verrons les appréhensions des accoucheurs au sujet des déchirures du périnée par le forceps. Nous croyons qu'avec notre nouveau modèle ces craintes seront diminuées. N'oublions pas pourtant que ces accidents surviennent dans l'accouchement physiologique et que ce serait s'illusionner que de prétendre, avec le forceps si parfait qu'il soit, les bannir à jamais.

Mais on peut, au moins, les rendre aussi rares que possible : or combien sont elles fréquentes ? combien d'accidents à leurs suites et combien de regrets, parfois pour le praticien, alors pourtant qu'au point de vue de l'art il a su faire tout ce que la science lui disait !

Nous aurons, dans la troisième partie de ce travail, l'occasion de revenir sur cette idée contre laquelle diverses objections ont été faites. On exagérerait, au reste, notre opinion personnelle si l'on pensait que nous croyons, par cette modification, avoir obtenu un moyen qui épargnerait presque quand même le périnée.

Nos efforts ont pour but *de rendre le forceps ordinaire classique asymétrique*, et de diminuer, par la nouvelle forme de l'instrument, la béance vulvaire qui précède parfois d'un temps relativement assez long le quatrième temps.

Nous avons obtenu un effet double par une modification unique. Pour rendre notre forceps asymétrique avec notre système articulaire, il a fallu opérer cet entrecroisement des branches. Cette modification est donc venue en quelque sorte au devant de nous pour répondre à une autre indication celle de rendre moins fréquentes ou moins sérieuses les lésions du périnée.

La caractéristique du rétroceps d'Hamon est son asymétrie. Il l'obtient en donnant à la branche droite un jeu complet de rotation. Ce n'est pas ici le lieu de faire la critique de cet instrument ; mais le principe de l'asymétrie nous paraît d'un utile secours dans bien des cas ; nous avons donc cherché à l'appliquer au forceps ordinaire. Nous avons voulu laisser l'instrument, avec son *modus agendi* normal, lui donnant seulement une ressource nouvelle dans les cas difficiles.

En consultant les auteurs, nous trouvons que Georges-Albert Fried, professeur d'accouchements à Strasbourg, cité par Rist, fit au forceps trois modifications.

«..... La troisième correction et la plus impor-
» tante que Fried crut faire au forceps consiste
» en ce qu'un manche tourne sur son axe au
» moyen d'une vis, et à l'aide d'un ressort la
» cuiller peut prendre une triple direction. » Stein donne la description de cet instrument, mais sans figure, nous n'avons pu également nous la procurer.

L'asymétrie était créée ; rendons au professeur

de Strasbourg le mérite de la priorité pour rendre le forceps asymétrique. Nous n'avons, avant lui, trouvé aucun auteur qui ait mis cette idée en avant. S'il peut y avoir un mérite parfois sérieux à perfectionner un instrument, celui qui du roc le premier fait jaillir l'étincelle, et qui, de ses seules études, apporte une idée vraiment nouvelle, a droit plus encore à toute priorité.

Nous devons donc considérer G. A. Fried comme le vrai promoteur en France de l'asymétrie du forceps, et ne donner à ses successeurs et à tous les retroceps, forceps asymétriques, etc., que le seul mérite du perfectionnement.

Nous laissons de côté l'instrument *informe* de Dugès. Kilian a très mal représenté cet instrument. Nous avons en main le mémoire de Dugès, Kilian l'a fait graver beaucoup trop expurgé.

La rotation qui rend le forceps asymétrique, est l'idée capitale du retroceps : idée que son auteur a su mettre en œuvre par une mécanique très simple, mais idée dont Fried, de Strasbourg, est, avons nous dit, le véritable promoteur. L'instrument diffère totalement du forceps ordinaire par tous les côtés *intellectuels* et *physiques*.

Carof (de Brest) a voulu appliquer ce principe sur le forceps ordinaire. Il a, dans ce but, modifié le forceps à sa brisure.

« Dans le forceps de Carof (de Brest), chaque

» branche porte au-dessus de l'articulation une
» espèce de manchon dans lequel la cuiller peut
» tourner, de sorte que la convexité de cette cuil-
» ler peut être dirigée *latéralement*, en arrière ou
» en avant suivant les cas. » Tarnier in Dict. Jaccoud.

Le docteur Carof a eu l'obligeance de m'envoyer la note manuscrite de la description de son instrument, avec les photographies qui le représentent. Le principe de l'asymétrie y reçoit sa pleine démonstration, et l'instrument est très ingénieusement construit. Je renvoie, pour plus ample information, au bulletin de l'Académie de Bruxelles (6 Novembre 1869).

Le forceps de Carof a un luxe de rotation qui me parait inutile. En effet, il peut décrire 360°, et tourner de dedans en dehors et vice versà. Or la rotation en dedans ne peut avoir aucune application, et en dehors, pour avoir une action utile, elle se trouve vite limitée. A quoi sert de pouvoir mettre les cuillers presque sur le même plan, ne pouvant ainsi exercer ni traction, ni préhension ?

En outre, question assez importante et que je ne puis résoudre sur la photographie, quel est l'arc de cercle décrit par chaque cuiller, pour chaque cran ? Il me parait, d'après les gravures, devoir être assez accentué ; ce serait là un inconvénient sérieux. Il faut obtenir la plus petite rotation possible, ce qui donnera au forceps plus de douceur dans les mouvements, et un jeu plus complet lors de l'évolution des cuillers. Je me permets aussi de faire toutes réserves pour les cas où, pour éviter le décroisement, on fait du forceps croisé, à l'aide de la rotation complète, un forceps à branches parallèles. Il faut ainsi opérer les tractions dans un sens spécial; et on produit plus encore le défaut que j'ai signalé dans le forceps ordinaire, les tiraillements vulvaires.

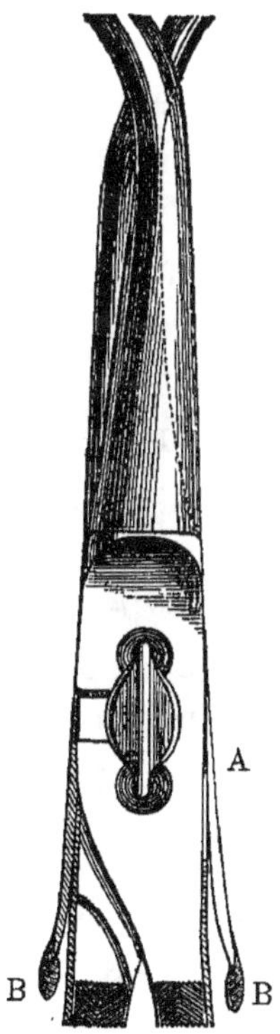

FIG. 2.

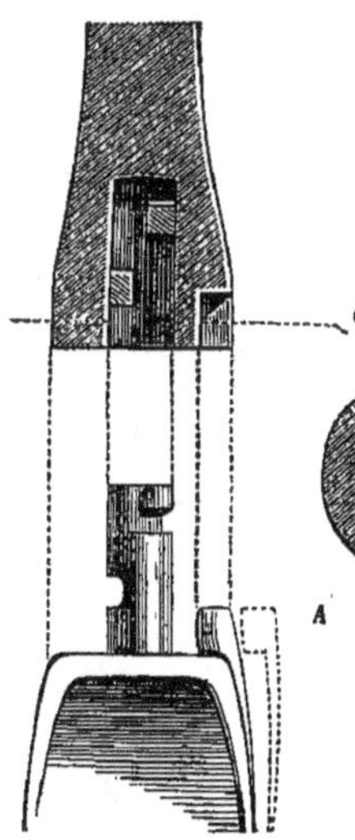

FIG. 3.

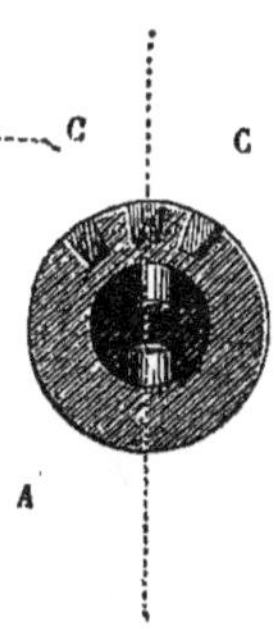

FIG. 4.

Après divers essais, pivot, écrous, vis, j'ai gardé au forceps sa brisure au-dessus de la mortaise avec le système à baïonnette. Dans le forceps ordinaire ainsi brisé, il y a, pour assurer la fixité de la partie supérieure, une petite tige en acier (A) *(fig. 2)*, placée dans une rainure creusée sur le bord externe des manches. Une de ses extrémités se termine par un bouton (B) pour faire levier, et l'autre par une partie droite qui tombe dans une encoche (C) creusée à la base de la tige des cuillers. *(fig. 3)*.

Je n'ai rien changé à ce mécanisme qui fait ressort : seulement, à la base de la tige qui supporte les cuillers, j'ai fait creuser trois trous (CCC) *(fig. 4)*. Lorsque l'on veut rendre les cuillers asymétriques, le forceps une fois introduit dans les parties génitales, on enlève, si au préalable cela n'était pas fait, le pivot, puis on saisit la tige de la cuiller que l'on veut faire tourner au-dessus de la brisure entre l'indicateur et le pouce; on appuie sur le bouton (B) qui fait lever la tige-ressort, et on tourne le manche de gauche à droite pour la branche droite, et de droite à gauche pour la branche gauche ; on lève le pouce, la tige tombe dans le cran suivant, l'on articule et l'instrument est en place.

En outre, cette partie est considérablement renforcée et présente une circonférence de cercle. *(fig. 4)*. Quelle que soit l'évolution, la tige-ressort tombe toujours à son extrémité supérieure perpendiculairement à cette partie arrondie, ce qui rend impossible l'échappement, quel que soit l'effort de préhension.

La rotation totale des cuillers de dedans en dehors est d'environ 10°, ce qui est très suffisant. Au-delà, il n'y aurait plus de préhension.

Le jeu de cette articulation peut s'effectuer sans enlever l'instrument une fois introduit. Si la branche saisie entre les doigts venait à glisser sans tourner, il serait facile d'amener un peu à soi la branche qui doit pivoter pour se donner une prise plus facile. Lorsque l'on voudra opérer cette rotation, il faudra enlever le pivot. Sa présence gênerait dans ce mouvement de rotation.

Ce mécanisme, qui offre à la fois simplicité et solidité, *ne change rien au forceps. Il reste*, en effet, *droit* pour les cas les plus usuels, *vous donnant de précieuses ressources dans certains cas*. Le jeu de cette articulation qui rend le forceps asymétrique ne doit pas être employé dans les applications directes, alors que la tête est complétement en O. P.

Mais supposons une application oblique gauche. Il convient d'introduire la branche gauche au niveau de la symphyse sacro-iliaque, puis d'amener par un *mouvement de spire* la branche droite sur le pariétal droit du fœtus au niveau de l'éminence ilio-pectinée.

Or, en théorie, ce dernier mouvement est très

facile à décrire; en pratique il rencontre parfois des obstacles insurmontables.

Dans ce cas, la première branche (toujours la gauche, suivant les excellents conseils du professeur Pajot) est introduite et placée sur le pariétal gauche, puis de la main droite, la branche droite — *secundum artem* — Vous essayez le mouvement de spire, s'il s'effectue, vous articulez; — si non, sans déplacer la branche droite introduite, vous opérez le premier mouvement de rotation de la cuiller droite. suivant le mécanisme précédemment expliqué. Vous essayez le deuxième et le troisième cran, et ramenez, après chaque rotation, le pivot et la mortaise l'un vers l'autre. Vous arrivez ainsi à pouvoir articuler, ce qui eût été impossible dans maints cas avec le forceps ordinaire dans les applications obliques.

Vous n'avez plus ici à vous préoccuper du décroisement. Dans les applications obliques droites, vous deviez placer la branche droite, la première, sur le pariétal droit (branche à mortaise), puis la branche gauche (à pivot) par dessus la droite, et sur le pariétal gauche il fallait forcément décroiser.

Avec ce jeu des cuillers, vous éviterez entièrement cet inconvénient qui, avec un col insuffisamment dilaté ou une vulve étroite, pourrait être sérieux. Vous suivrez la règle classique : branche gauche de la main gauche à gauche et la première, seulement vous ferez pivoter votre cuiller gauche, et la mettrez au dernier cran. Vous introduirez ensuite votre branche droite par dessus et sans difficulté. L'inclinaison de la cuiller de la branche gauche l'empêchera de repousser la tête, comme le fait le forceps droit, et vous pourrez glisser votre branche droite sur le pariétal droit.

Une fois le forceps articulé, soit que la cuiller soit restée au deuxième ou troisième cran ou ramenée au premier, vous opérez le mouvement de rotation interne et lors même que l'une des cuillers serait au troisième cran, le tête sera très suffisamment saisie pour lui imprimer ce mouvement. Grâce à l'entrecroisement des branches qui supprime les tiraillements vulvaires, vous pouvez opérer ce temps sans procurer la moindre douleur. En outre, il n'est pas nécessaire que la tête soit régulièrement saisie pour opérer cette rotation interne.

Lorsque votre rotation sera opérée, et que votre tête sera venue en O. P. dans les O. I. G. A. ou les O. I. D. P. ; ou en O. S., si vous n'avez pu convertir une O. I. D. P en O. P., vous exercez vos tractions. Elles pourront être profitables même avec cette obliquité des cuillers. Si vous voyez une tendance au dérapement, vous enlevez votre vis, amenez très légèrement à vous, en saisissant la base de votre cuiller, mais sans déplacer votre forceps, et replacez la cuiller au deuxième ou au premier cran. Vous tournez un peu, et la tête est alors régulièrement saisie. Vous achèverez alors l'accouchement suivant les circonstances diverses qui se présenteront.

Dans les applications transversales, l'asymétrie des cuillers sera encore d'un utile secours. « L'application du forceps dans ces positions ne peut presque jamais être faite régulièrement, même dans le cas où la tête est profondément engagée dans l'excavation.

» Cette difficulté dépend du placement de la branche qui doit occuper le derrière des pubis. Elle est si difficile à bien placer, qu'on peut dire que, dans la majorité des cas, on ne pourra pas y réussir. » Ch.

Avec le jeu des cuillers de notre instrument, on n'aura certainement pas à redouter que « dans la majorité des cas » on ne puisse pas même articuler. La seule condition indispensable sera de s'assurer de la position transversale précise de la tête pour ne pas s'exposer à dégager en o. s.

Enfin il peut arriver que non seulement on ne peut placer une branche sur la symphyse sacro-iliaque, et l'autre derrière la cavité cotyloïde, mais qu'une branche puisse être seule placée régulièrement, ou que ni l'une ni l'autre ne puissent l'être d'une manière satisfaisante. Nous le répétons, avec l'asymétrie du forceps on aura une précieuse ressource pour remédier à ces obstacles, et l'on pourra obtenir l'articulation sans violence et saisir suffisamment et convenablement la tête, soit pour opérer le troisième temps, soit pour terminer l'accouchement.

Ce mouvement d'évolution est une ressource précieuse, et ne change rien au forceps. Il ne m'est pas possible, aujourd'hui surtout, de poser des règles fixes, mais les tâtonnements sont ici faciles et sans danger pour la mère et l'enfant, en agissant, comme toujours on doit le faire en obstétrique, *avec une sage lenteur, et sans déployer de force.*

Dans quels cas l'asymétrie du forceps pourra-t-elle être utilisée ? je pourrais renvoyer au savant ouvrage du docteur Hamon, et la lecture de son travail ferait connaître les cas divers ou l'asymétrie a été utile. Mais nos instruments, quoique tous deux asymétriques, diffèrent trop l'un de l'autre pour croire à l'analogie absolue des faits par une certaine analogie dans l'instrument lui-même.

Ce qui précède et ce qui va suivre pourra servir de guide, et les faits, en se présentant à vous, serviront à formuler des règles précises. Néanmoins je suis très heureux de citer le passage suivant, extrait d'une lettre que j'ai reçue du docteur Penquer, maire de Brest, touchant le forceps de Carof.

« Je me fais un devoir d'ajouter que l'expérience nous a prouvé l'utilité de cet instrument. Mon habile collègue et honorable ami s'en est servi souvent en ma présence, et j'ai eu occasion moi-même, dans ma pratique, de constater l'usage commode et précieux d'un forceps qui, *dans les circonstances ordinaires, égale tous les autres, et qui, dans certaines obliquités de la tête, peut offrir d'incontestables avantages.* » (Lettre particulière du 15 Juillet 1874.)

La Société Médico-Chirurgicale de Liège a fait essayer mon instrument au point de vue du jeu des cuillers.

« Une première fois le forceps fut appliqué au » détroit *inférieur* avec rotation de la branche » femelle au deuxième cran, *l'extraction fut facile.* » Une deuxième fois, voulant simplement voir le » résultat de la première modification, il l'applique » au détroit inférieur sans aucune rotation : il lui » a paru qu'en évitant la distension anticipée de » la vulve, *la douleur était diminuée.* La troisième » fois l'application eut lieu en haut de l'excavation » avec rotation de la branche femelle au troisième » cran ; il y eut un glissement graduel du forceps. » Une deuxième application fut faite avec rotation » seulement au deuxième cran, il sentit encore » le forceps glisser peu à peu, la tête *cependant* » *descendait*.... »

J'ajouterai peu de choses à ces lignes très intéressantes, du reste, si ce n'est que je n'ai pas fait faire cette modification pour servir dans les cas normaux; j'ai donné plus haut quelques explications à cet égard.

Mon système d'articulation est plus simple, rend l'instrument d'un prix moins élevé et avec les autres modifications précitées, nous osons le croire préférable à celui de notre très honoré confrère de Brest. Aidé de ces instruments, le praticien aura des ressources nouvelles pour agir et des dangers de moins à craindre pour la mère et l'enfant, et s'il est obligé de recourir aux opérations de l'obstétrique, il le fera sans hésiter.

Je dois, avant de passer à la troisième partie de mon travail, relever une objection qui m'a été faite à la Sorbonne par M. Chassagny. La juste et savante notoriété de ce confrère dans l'art obstétrical donnait à ces remarques une portée plus grande. Le temps nous était compté, et je dus me borner à des réserves absolues sur la remarque faite, pour laisser à d'autres le temps de faire leur communication.

L'entrecroisement des branches a pour conséquence de donner aux cuillers une forme plus ovoïde *(v. fig. 1)*. Nous verrons ce que pense la Société Belge de ce résultat. Mais en attendant voici l'objection du docteur Chassagny. Du fait que les cuillers embrassent plus complètement la tête fœtale, vous ne pouvez plus obtenir un des résultats du forceps. En effet, le forceps, disait-il, n'est pas seulement un instrument de *tractions*, mais aussi de *réduction*. Les lignes suivantes de Chailly vont m'éviter de rédiger moi-même la réponse :

« Le forceps n'est qu'un instrument de tractions : il réduit trop peu le volume de la tête pour lui faire franchir sans danger un bassin qui a moins de huit centimètres ; bien plus, il m'est démontré que la compression exercée par cet instrument, en supposant même qu'elle n'augmente pas un peu le diamètre perpendiculaire à celui sur lequel elle agit, ne s'exerce jamais sur le diamètre qui met obstacle à l'engagement, mais bien sur celui qui le croise. »

Avec le rétrécissement antéro-postérieur qui met obstacle à l'accouchement spontané, lorsque vous saisissez avec le forceps la tête fœtale, vous la prenez par ses diamètres bi-pariétaux, et si vous obteniez une réduction, elle aurait pour résultat d'augmenter le diamètre occipito frontal qui se trouve en rapport avec l'antéro-postérieur, et rendrait encore plus difficile le passage de la tête par cette filière rétrécie.

Une réduction suffisante pour permettre à une tête de passer par un diamètre de 85 millimètres, par exemple, amène certainement une exagération dans le sens antéro-postérieur; et la réduction dans le sens du diamètre trachélo-bregmatique ne s'effectue pas sans amener, je le répète, l'augmentation précitée.

Le médecin de Lyon m'objectait que l'enclavement même de la tête, venant la faire presque buter sur la base des cuillers, celle-ci ne pouvait s'allonger. Je lui dirai que les cuillers de mon forceps ont de la base à leur extrémité *14 centimètres*. Or comme le diamètre trachélo-bregmatique a 9 centimètres et demi, et que si la tête subissait une réduction réelle, elle tendrait évidemment à s'échapper par en bas, il reste près de 5 centimètres pour lui permettre de s'allonger, ce qui serait plus que suffisant. L'objection ne reste donc pas, si l'on veut regarder le forceps comme un instrument de réduction. Cela, outre les lignes de Chailly, est selon nous un danger pour l'enfant, et nous n'oserions pas employer, au moins sans toutes réserves faites aux familles, l'instrument du Docteur Chassagny.

L'expérience prouve en outre qu'il est difficile que cette compression puisse dépasser un centimètre sans tuer l'enfant, et souvent sans compromettre plus ou moins la vie de la mère. Or avec une réduction aussi minime, avec l'ovoïde de quatorze centimètres de nos cuillers, on aurait, je le répète, une étendue plus que suffisante pour permettre cette réduction.

Il ne faudrait pas songer à faire disparaître cette

forme ovoïde des cuillers. Elle résulte un peu de l'entrecroisement des branches, mais elle a pour conséquence de leur faire faire, en quelque sorte, bec à leur extrémité, et lorsque le forceps est rendu asymétrique, l'instrument éprouve ainsi peu ou point de tendance au dérapement.

TROISIÈME PARTIE.

Nous avons mis à l'avoir du forceps les dangers qu'il présente pour le périnée, revenons un peu sur cette question dont quelques mots ont été déjà dits dans les pages précédentes.

« La dilatation des parties molles, dit Cazeaux, s'opère beaucoup moins régulièrement quand la tête est extraite par le forceps ; *la rupture du périnée* est aussi beaucoup plus à craindre, à moins d'apporter *les plus grands ménagements* dans « l'extraction de la tête. »

« Que de fois dès le début de ma pratique,(Chailly) ne me suis-je pas senti inondé d'une sueur froide, en présence d'un périnée qui me semblait disposé à se rompre, accident auquel je sentais l'avenir de la femme et le mien attachés !

» Pour l'accoucheur, le périnée est une toile d'araignée à laquelle sont attachés d'un côté l'avenir moral de la femme, et de l'autre l'existence morale et physique de l'accoucheur.

» La déchirure partielle du périnée est un accident bien moins sérieux, heureusement, *car il est bien fréquent*, tous les accoucheurs de bonne foi conviendront qu'il est bien difficile, dans beaucoup de cas, *quelques précautions* qu'on prenne, *quelque habileté* qu'on puisse avoir, *de préserver entièrement cette partie*, quand les tissus sont rigides, que la vulve est étroite et que l'enfant est volumineux. » (Chailly). Si la déchirure partielle est un accident peu sérieux, avant qu'il se produise il est impossible, même dans les cas les plus favorables, d'en poser la limite.

« Quelquefois aussi le périnée est tellement » résistant que l'extraction nécessitée pour un » cas d'inertie ne peut s'effectuer sans le compro- » mettre. » (Ch.) Elle pourra être, sans doute, atténuée par les incisions latérales de la vulve, mais il est préférable de les éviter. Il y a donc là un écueil vraiment sérieux pour l'accoucheur, soucieux de tout mener à bien.

J'ai précédemment cité deux auteurs qui font autorité parmi nous, et dont les lignes sont approuvées de tous, au moins pour ces réserves, et j'ai été étonné de leur silence absolu, touchant l'interprétation des déchirures du périnée par le forceps.

Partout on écrit que le forceps augmente singulièrement les risques pour le périnée, si, surtout, l'on n'agit pas avec lenteur, prudence, réserve, etc., mais c'est à peine si l'on s'explique sur le mécanisme de cette rupture. « Le forceps cause la déchirure quelquefois par le défaut d'habileté de celui qui l'emploie, d'autres fois par *l'augmentation de volume qu'il produit* et *sa rigidité.* » in dict. en 30 vol. C'est à peu près le seul passage assez explicite où j'ai vu formuler les causes de déchirure du périnée, du fait du forceps. Les auteurs ont été certainement trop sobres de descriptions des lésions de cette région par cet instrument.

Quelques accoucheurs avaient néanmoins parfaitement compris que le forceps par lui-même, et quelles que soient la prudence et l'habileté de l'opérateur, augmentait les chances d'accident, non point seulement du fait de sa seule application, mais du fait de sa forme même.

« Au bas des cuillers, dit Moreau, pour arriver
» au point de jonction, les branches sont *plus*
» *resserrées* que dans les autres forceps, disposition
» qui prévient *la déchirure de la vulve*, et fait que
» cette partie ne peut être *dilatée que par la tête*
» *du fœtus* au moment où celle-ci va arriver au
» dehors. »

J'ai vu cet instrument, et lorsque la tête fœtale se trouve saisie, l'écartement des branches qu'elle produit amène forcément une distension directe du périnée par l'instrument. La suite de notre mémoire rendra plus claire cette simple remarque.

Nous en dirons autant du forceps de Martin le jeune, qui en augmentant « la longueur des cuil-
» lers rend évidemment la courbure plus douce,
» ce qui empêche que *l'entrée de la vulve ne soit*
» *trop subitement distendue* lorsque la tête char-
» gée par l'instrument franchit le détroit péri-
» néal.

» La courbure a été calculée de telle sorte que
» l'instrument qui a saisi la tête suit, en l'ame-
» nant, cette direction, *ce qui prévient la dilatation*
» *trop brusque et conséquemment la déchirure de*
» *la vulve et du périnée* au moment où la tête
» franchit l'ouverture. »

Nous avons vu combien tous les accoucheurs s'accordent pour vous dire de veiller au périnée, surtout dans les applications du forceps. Malgré cela, et sur le nombre assez considérable d'auteurs que j'ai lus, les sus-nommés sont les seuls qui aient essayé de faire quelques modifications au forceps pour atténuer cet accident.

L'un a simplement *allongé les branches du forceps*, et l'autre a *augmenté la longueur des cuillers* pour rendre *la courbure plus douce.*

Il y avait là une lacune. Nous espérons démontrer comment avec la modification proposée, qui a amené l'asymétrie, ces ruptures peuvent être parfois évitées, ou tout au moins sérieusement atténuées, quant à leur gravité et à leur fréquence.

En effet, que les branches soient allongées ou non, que ce soit le forceps de Schilchting ou le forceps de Palfyn ou de Moreau, etc., tous, *lorsque la tête est saisie*, donnent un écartement périnéal très sensible. Aucuns n'arrivent, lorsque la tête est entièrement saisie, à éviter cet écartement qui, avec notre forceps, est réduit à néant, *la tête seule*, comme dans l'accouchement normal déterminant la dépression et la distension périnéo vulvaire.

Pour que la tête puisse opérer son quatrième temps (dégagement), il faut que le troisième (rotation interne) soit complétement terminé, c'est-à-dire que la tête soit complétement en O. P. Or, si dans les descriptions classiques chacun de ces temps se scinde avec une netteté absolue, il s'en faut lorsque l'on est obligé de recourir à une application de forceps, que l'on puisse toujours être absolument sûr de l'évolution finale d'un temps (3e) pour commencer l'autre (4e).

En un mot, la tête peut n'être pas encore complètement en O. P, ou si elle y est, n'être pas encore suffisamment descendue pour pouvoir commencer le mouvement de dégagement qui soulagera le périnée. Il y a un instant très délicat à saisir entre le moment où l'on ne doit plus tirer dans l'axe du détroit inférieur, et celui où l'on doit remonter le forceps vers le ventre de la parturiente.

En outre, « au moment où l'on commence à exercer les premières tractions, on sent souvent *une résistance assez vive, qui se trouve tout à coup vaincue ;* cela a lieu dans le cas où l'orifice utérin était retracté sur le couronnement de la tête... »

Notons donc, dès le début, ces deux faits : difficulté de saisir le moment précis du dégagement, possibilité d'une sortie brusque de la tête par les raisons précitées, et augmentées, ajouterons-nous, d'une contraction subite et inattendue que la présence du forceps aura déterminée. Nous dirons, dans chacun de ces cas, comment se comportera chaque forceps devant le périnée.

Bien que cette dernière partie de mon travail ne soit pas mon idée mère, si je puis dire, j'y insiste un peu, parce que j'ai été étonné de voir que l'on contestait au forceps ordinaire le pouvoir d'être cause par lui-même d'accidents, alors que nos maîtres Moreau, Martin le Jeune, etc., avaient, dans le but que je poursuis, modifié, eux aussi, le forceps *pour prévenir la déchirure de la vulve.* Avec leur grande expérience, ils avaient compris, il nous semble, que la forme même de l'instrument aggravait les risques du périnée.

Avant d'entrer dans un examen plus approfondi, nous émettrons l'idée schématique suivante :

Supposez une tige d'acier ayant la courbure des axes du bassin, l'une des extrémités se terminant par un pas de vis, et admettez que l'on puisse visser sur la tête l'extrémité rodée. Avec un tel instrument, même dans les tractions, le périnée n'est pas plus en jeu que dans l'accouchement naturel, on n'aurait plus à s'occuper de l'écartement périnéo-vulvaire, on amènerait la tête sur le périnée, et lorsque l'on verrait que celui-ci *commence à bomber* on le soulagerait en dégageant, relevant cette tige vers le ventre de la mère.

Si l'on était obligé d'opérer des tractions pour l'engagement de la tête, et de déprimer consécutivement le périnée, on le ferait alors suivant une *seule ligne droite*, et il n'y aurait qu'une dépression linéaire et pas d'écartement.

Plus de préoccupations pour savoir le moment précis où vous devez soulager le périnée, en relevant l'instrument ; vous attendez que la tête le fasse bomber et alors vous opérez plus sûrement, le dégagement.

En un mot, vous imiteriez aussi complètement que possible la nature, et ne feriez subir aux parties sexuelles aucun phénomène anormal, si ce n'est la dépression du périnée, *suivant une ligne droite*, lorsque les tractions sont nécessaires.

Laissons de côté cette idée schématique, reportons-nous aux auteurs précités et voyons l'un accepter *l'augmentation du volume* produit par le forceps comme cause de déchirures; l'autre, essayer de corriger la forme vicieuse de l'instrument, pour que les organes sexuels ne puissent être *dilatés* que par la tête fœtale ; cet autre modifier la *courbure* pour prévenir la *dilatation trop brusque* et prévenir ainsi la déchirure.

Nous avons donc un terrain en quelque sorte préparé, et si nous pouvons diminuer *le volume du forceps* ; le modifier de telle sorte qu'on éviterait la dilatation et la sortie trop brusques ; n'obtenir la *dilatation de l'anneau vulvaire* que lorsque la tête fœtale seule la détermine, nous aurons ainsi, d'après les remarques des auteurs précédents, diminué singulièrement les reproches que l'on peut adresser au forceps comme pouvant, par sa forme même, déterminer quelque accident.

L'idée théorique sus énoncée ne remplirait-elle pas un peu ce but? (*a*) *le volume* du forceps se trouve réduit à une ligne droite (*b*) *la dilatation* de l'anneau vulvaire ne se produira que quand la tête entièrement descendue viendra elle-même l'entrouvrir, (*c*) enfin, on évitera toute dilatation brusque.

On laisse, en effet, au périnée sa forme anatomique; on suit plus facilement ainsi la descente de la tête; en un mot, l'on imite plus complètement le travail de la nature.

Nous allons revenir tout à l'heure sur cette donnée que nous ne faisons qu'esquisser en ce moment, pour expliquer un peu l'hypothèse à tout jamais irréalisable, mais qui permet de comprendre ce que nous avons désiré obtenir pour obvier aux desiderata signalés par les auteurs précédents.

Nous pouvons nous mettre à couvert de l'opinion d'hommes éminents dans l'art obstétrical, et nous pouvons affirmer que notre expérience personnelle a complètement justifié leurs appréhensions.

La forme de notre instrument satisfait à toutes ces remarques, et s'il présente quelques avantages, il n'a, pour les obtenir, acquis aucun côté qui puisse présenter quelques obstacles.

Pour obtenir l'asymétrie avec notre système articulaire, il a fallu entrecroiser les branches, sans quoi l'on n'eut jamais obtenu une préhension possible même; les cuillers se trouvant alors trop écartés l'une de l'autre. L'entrecroisement a eu pour conséquence de faire disparaître le V ordinaire du forceps, pour la partie comprise entre le pivot et la base des cuillers, et de réduire à une ligne droite cette partie, lorsque la tête est saisie.

Nous obtenons donc notre ligne droite, et de ce

chef, nous aurons singulièrement diminué (*a*) le volume du forceps.

Voyons maintenant si nous arriverons ainsi (*b*) à modifier le forceps de telle sorte que l'on évitera la dilatation trop brusque,(*c*) à n'obtenir la dilatation de l'anneau vulvaire que lorsque la tête fœtale *seule* la déterminera.

Nous lisons dans les *Annales de la Société de Liége:*

« En effet, s'il est vrai qu'avec le forceps
» ordinaire, la vulve soit dilatée, etc., il faut
» ajouter que ce n'est pas à ce moment que se pro-
» duisent *d'ordinaire* les lésions du périnée...... »

Je saisis un mot dans cette phrase, *d'ordinaire,* qui militera singulièrement en ma faveur. Il va me permettre d'établir une distinction assez précise entre les deux instants où le périnée peut céder lorsque le forceps est employé.

En effet, lorsque la tête est sur le plancher du bassin, alors qu'elle n'est pas entièrement descendue et que la tubérosité occipitale n'a pas suffisamment glissé sous la symphyse pubienne pour opérer le dégagement, vous tiraillez, pendant vos tractions avec le forceps, fortement la vulve, déprimez le périnée, et diminuez par ces manœuvres la résistance normale, naturellement assez faible de ces parties. Or, pendant que vous diminuez ainsi la résistance de cette région, il peut arriver que quelques vigoureuses contractions, excitées même par la présence de votre instrument, poussent la tête.

Nous avons vu plus haut que la sortie brusque de la tête peut s'opérer également lorsque, l'orifice utérin étant retracté, cette résistance se trouve, à votre insu, tout à coup vaincue.

Vous avez continué vos tractions, comptant sans cet effort inattendu, et d'autant plus inattendu que vous aurez appliqué le forceps pour un cas d'inertie utérine ; et alors, grâce à cette impulsion subite, produite par l'utérus, d'une part, et vos tractions soutenues, de l'autre, vous arriverez surpris à n'avoir point pu saisir le moment opportun du dégagement pour soulager le périnée, et votre tête passera parce que votre périnée aura cédé. C'est là certainement un *modus* possible, j'ajouterai que dans ce cas vous pourriez avoir une lésion grave. Nous prétendons que lorsque les lésions du périnée arrivent dans ce cas précité, on peut de ce chef grossir l'avoir des desiderata du forceps ordinaire.

Nous nous résumons : la tête est dans l'excavation, mais l'occiput n'a pas encore suffisamment glissé sous la symphise pubienne pour permettre d'évoluer d'arrière en avant ;

Le forceps appliqué tiraille la vulve, déprime,

déforme le périnée. Vous exercez vos tractions, une vive douleur inattendue se produit, ou la cessation de la rétraction de l'orifice utérin; et la *béance vulvaire vous masquant* le mouvement de descente de la tête fœtale, votre tête file parce que votre périnée n'est plus là.

Or avec notre forceps, comment les choses vont-elles se passer? nous avons obtenu un amoindrissement du volume de l'instrument en réduisant à une ligne droite le V ordinaire du forceps. Nous avons donc fait disparaitre entièrement la béance vulvaire. Lorsque le forceps est appliqué en pleine excavation et que vous exercez des tractions, les organes maternels n'accusent aucun trouble. On dirait notre tige schématique appliquée.

Comme les parties maternelles ne sont nullement déformées par notre instrument lors des premières tractions, si, à leur suite le périnée commence à bomber, comme dans l'accouchement normal, vous êtes averti du début de l'extension, de la vigilance plus grande que vous devez apporter, et de l'instant exact où vous devez changer le sens de vos efforts. En un mot, vous imitez ainsi complètement la nature, ne déformant point le périnée avec notre forceps, et vous pouvez, une fois l'instrument appliqué, suivre pas à pas ce travail, ce qui vous était impossible avec le forceps ordinaire qui met les organes dans une situation qui trouble l'état normal des choses.

Il en résultera d'une part que, lors de vos tractions, le périnée gardera sa figure anatomique, et sa résistance normale ne sera en rien troublée, il y aura tout au plus une dépression linéaire postérieure sans déformation ;

Et d'autre part, que vous pouvez suivre, pendant vos tractions, plus facilement la descente de la tête sur le plancher périnéal. Lorsque vous apercevez la moindre saillie du périnée, produite par la tête seule, vous êtes averti et vous agissez en conséquence, soit au besoin pour retenir la tête, si un effort violent la voulait pousser trop brusquement, soit pour opérer à temps le dégagement.

L'interprétation précédente nous parait très certaine, et notre instrument, par sa forme, diminue singulièrement le danger de cette lésion du périnée, possible avant le dégagement complet.

Sans doute, ce n'est pas ce qui se présentera le plus souvent, et les lésions du périnée se font le plus souvent « au moment du passage à travers » la vulve de la tête fœtale, et plus spécialement » du diamètre sous occipito mentonnier » ou du diamètre occipito mentonnier le plus grand de tous.

Nous ajouterons que même dans ce cas, notre forceps *embrassant mieux la tête*, permet, et mon expérience personnelle a confirmé cette assertion, d'amener beaucoup plus complètement et beaucoup plus facilement la tête à l'anneau vulvaire. On peut, après la dilatation lente et progressive, amener presque un cinquième de la tête hors l'anneau vulvaire. A ce point on peut désarticuler, et une seule contraction suffira pour la sortie de la tête.

L'écartement du forceps ordinaire se faisait encore ici sentir. Notre forceps coiffant presque la tête ne dilate l'anneau que de la quantité que la tête elle-même produirait.

Enfin, nous nous plaisons à transcrire ici les lignes suivantes :

« .....Nous devons dire que son forceps est bien
» imaginé, qu'il est bien construit et d'un manie-
» ment simple.....

» On reconnaît l'avantage qu'il y a à ne point
» avoir un écartement périnéo vulvaire trop con-
» sidérable.

» .....L'auteur a donc eu une heureuse idée en
» cherchant à supprimer complètement *l'écarte-*
» *ment, de façon à n'entrouvrir la vulve qu'au*
» *même moment que dans l'accouchement naturel.*
» Nous ne doutons pas que cette modification ne
» soit désormais adoptée, d'autant plus qu'elle ne
» rend pas le maniement de l'instrument plus
» difficile, que ce dernier a meilleur aspect et em-
» brasse mieux la tête. » *Annales de Liége*, Décembre 1874.

CONCLUSIONS

Convaincu que l'asymétrie donne au forceps des ressources nouvelles en obstétrique dans des cas fort nombreux, justifiés par l'expérience, et qui le seront plus encore avec notre forceps asymétrique, qui garde ses vertus classiques et ne devient asymétrique que dans les circonstances difficiles, ce qui rendra son emploi facile pour tous ;

J'ai eu pour but d'obtenir cette asymétrie avec le forceps classique : à cet effet j'ai été amené à entrecroiser les branches, et le mécanisme du forceps, avec articulations, dit à baïonnette, en modifiant un peu le calibre des tiges des cuillers, m'a paru suffisant, soit comme solidité, soit comme étendue du jeu des cuillers. Il ne faut pas oublier que le reproche le plus sérieux, peut-être, de l'asymétrie est le dérapement, quoiqu'en ait dit Hamon.

Cet entrecroisement des branches m'a amené à faire disparaître trois reproches sérieux et justifiés faits au forceps par les auteurs les plus graves ; il m'a en effet permis :

a De diminuer le volume du forceps en réduisant à une ligne droite le V du forceps.

b D'éviter la dilatation anticipée de l'anneau vulvaire, en laissant au périnée sa forme anatomique, ce qui permet de suivre plus facilement la descente de la tête fœtale.

c De n'obtenir cette dilatation de l'anneau vulvaire que lorsque la tête elle même la déterminera, ce qui résulte de l'entrecroisement qui rend les cuillers plus ovoïdes. Elles embrassent la tête, et lorsque la base des cuillers apparaissent, la dilatation de la vulve n'est augmentée que de l'épaisseur des cuillers elles-mêmes, et l'instrument ne produit de son chef aucune dilatation.

Pris séparément ou collectivement, les défauts physiques du forceps pouvaient amener des accidents, ou tout au moins, avec quelques mains moins exercées, rendre le retour de certains plus fréquents ; il lui manquait aussi la précieuse ressource de l'asymétrie. Nous croyons donc n'avoir pas perdu d'assez longues heures consacrées à ce travail, en essayant de perfectionner et de corriger un instrument aussi indispensable.

Je connais les critiques de beaucoup d'auteurs au sujet de l'asymétrie, je les crois exagérées. Il y a là des ressources sérieuses, et qui pour être employées ne compromettent ni la mère, ni l'enfant, bien au contraire. Ne point vouloir user absolument de l'asymétrie est à notre avis un tort sérieux. Cela vient-il de ce que le seul instrument connu, à cet égard, est celui d'Hamon, qui demande incontestablement une habileté et une étude préalables ? Serai-je, pour ma part, plus heureux, et me verrai-je assez à l'abri de la critique pour voir mes efforts persévérants couronnés de succès ? J'attends la réponse de l'observation et de l'expérience.

Mais si je pouvais garder quelque espoir, c'est que je n'offre pas un instrument nouveau, comme je l'ai dit en commençant, puisque, selon l'expression très juste du docteur Penquer, dans les cas usuels il égale tous les autres, et dans les cas spéciaux, il cache, si je puis dire, en lui, quelques secours nouveaux.

Obs. I. — Madame X, secondipare, rue...., est prise des premières douleurs, le 14 Février, vers neuf heures du soir. Je suis mandé à une heure du matin.

La dilatation du col est d'environ cinq centimètres. Je constate une présentation du vertex. A six heures du matin les eaux se rompent, je constate une o. i. g. a ; col largement dilaté ; douleurs molles. Jusqu'à huit heures à peu près aucune douleur : les battements du cœur s'entendent distinctement, la tête était descendue un peu. Jusqu'à dix heures quelques douleurs courtes et espacées parfois de cinq minutes. La poche des eaux est rompue, la position connue et bonne, l'engagement franchement accentué. — Je fais prendre un gramme cinquante d'ergot en trois fois dans l'espace de vingt minutes. Les douleurs se réveillent un peu, mais lentes. Enfin, à midi et demi, craignant pour l'enfant, je fais une application directe. Elle se fait, en usant des précautions voulues, sans obstacle. Je constate l'extrême facilité avec laquelle on peut, lorsque la tête est encore élevée, opérer les tractions, et de légers mouvements de latéralité *sans déterminer de douleur et sans déformation du périnée. Tout reste fermé* jusqu'à l'apparition de la tête, celle-ci ne tarde pas à arriver. Je continue doucement mes tractions en relevant peu à peu l'instrument. La tête seule dilate toujours mon anneau vulvaire, et lorsque le sommet des pariétaux affleure la vulve en l'écartant, je dévisse mon pivot, et je désarticule. Il me suffit de déprimer un peu le périnée, tout en le soutenant, et à l'aide d'une légère douleur, la tête est expulsée, sans la moindre éraillure à la fourchette.

Obs. II. — Je suis appelé, le 11 Mai, à une heure et demie du matin chez Mme P...., primipare. Le col est complètement effacé, et la dilatation d'environ cinq centimètres. La poche des eaux est volumineuse. J'arrive avec quelque difficulté à sentir au détroit supérieur une partie très arrondie. — A sept heures, en cherchant à reconnaître la présentation, la poche des eaux très saillante se rompt, et un flot de liquide s'écoule. J'en profite pour m'assurer à tout prix de la présentation. Je suis obligé d'introduire trois doigts ; je tombe en plein dans l'excavation et mon doigt medius rencontre assez aisément l'angle sacro-vertébral. Je m'assure d'une présentation du vertex. L'engagement est à peine commencé. Il y a déjà près de neuf heures de travail ; les douleurs sont vives et fréquentes. Il m'est presque impossible de faire une mensuration bien nette, mais j'estime que le diamètre antéro-postérieur doit être *au plus* de dix centimètres. L'élévation de la partie ne me permet pas à ce moment de m'assurer de la position. De sept à onze heures, douleurs assez fréquentes mais plus molles ; pendant cet intervalle de temps les choses restent dans le *statu quo* absolu ; des eaux s'écoulent en abondance.

Une heure du soir : il y a eu un engagement assez sensible. L'auscultation affirmait la vitalité du fœtus jusqu'à cinq heures du soir. De cet instant les douleurs faiblissent beaucoup ; la mère commençait à être fatiguée. Je propose comme nécessaire une application du forceps, elle est rejetée, et on veut d'abord les poudres. Malgré mes remarques on ne veut le forceps que si cela n'agit pas : j'obéis à regret. Les douleurs se réveillent très vives après l'administration d'un gramme en deux paquets, pris dans l'intervalle d'un quart-d'heure.

A quatre heures du soir, la tête s'était beaucoup

plus franchement engagée, mais il est impossible de distinguer les bruits cardiaques du fœtus. Je n'hésite pas un instant et je fais une application de forceps ; j'étais à peu près certain d'une O. I. D. P. L'ergot avait déterminé un engagement très franc, et si à la fin la bosse sanguine du fœtus ne me permit plus de vérifier absolument la position, je pouvais compter que la tête avait été convertie au moins en une O. I. D. A.

Mon forceps préparé, le pivot dévissé, ce qui facilite l'articulation et la désarticulation, et la parturiente en position d'introduire le forceps, je fais une application oblique droite. — j'introduis la branche gauche la première ; j'essaie ensuite l'introduction de la branche droite : je ne puis arriver à la placer convenablement. Pendant mes tentatives (j'ai dit que dans le forceps que je possède les boutons des tiges qui font ressort étaient trop saillants), j'appuie sur ce bouton, et presque sans que je m'en aperçoive l'extrémité de la tige tombe au troisième cran. Je n'éprouve plus alors de difficultés pour introduire complétement ma branche ; et j'articule sans obstacle.

Je complète la rotation interne par un léger mouvement de droite à gauche et j'opère mes tractions, laissant ainsi mon forceps asymétrique. Bien qu'en développant une force assez vive, mon forceps asymétriquement placé ne dérape pas. Je continue ainsi jusqu'à la fin mes tractions. Une fois les pariétaux sortis suffisamment de la vulve pour espérer une très prompte délivrance avec quelques douleurs, et avant que le périnée n'ait été trop distendu, je fais dévisser le pivot, et je désarticule ainsi avec plus de facilité.

La sortie de la tête n'est pas immédiate, mais les douleurs sont toujours molles ; deux circulaires, avec un cordon assez court empêchent l'expulsion, et notre parturiente est une primipare. Néanmoins la tête sort, et le périnée reste intact.

La rotation externe se fait aussitôt et très spontanément. L'occiput se dirige à droite, mais le travail semble s'arrêter et je suis obligé d'aller accrocher le creux axillaire pour extraire le fœtus. La face est violacée ainsi que les membres. Aucun signe de vie n'apparaît, et après une demi-heure de soins nombreux et variés je ne vois pas l'ombre d'une manifestation vitale.

Il est certain que si je n'avais eu qu'un forceps ordinaire j'eusse éprouvé de sérieuses difficultés pour articuler. Il m'eût fallu décroiser, etc., etc. Mon instrument n'est en mes mains que depuis quatre mois, c'est la seconde application que j'en fais, et la première où j'aie eu occasion d'essayer l'asymétrie et de retirer d'elle un résultat certain. Dans ce cas son maniement reste identique, et il ne faut que les connaissances et l'habileté requises pour le forceps ordinaire.

www.ingramcontent.com/pod-product-compliance
Lightning Source LLC
LaVergne TN
LVHW010824150926
848035LV00047BA/1213
9782014108491